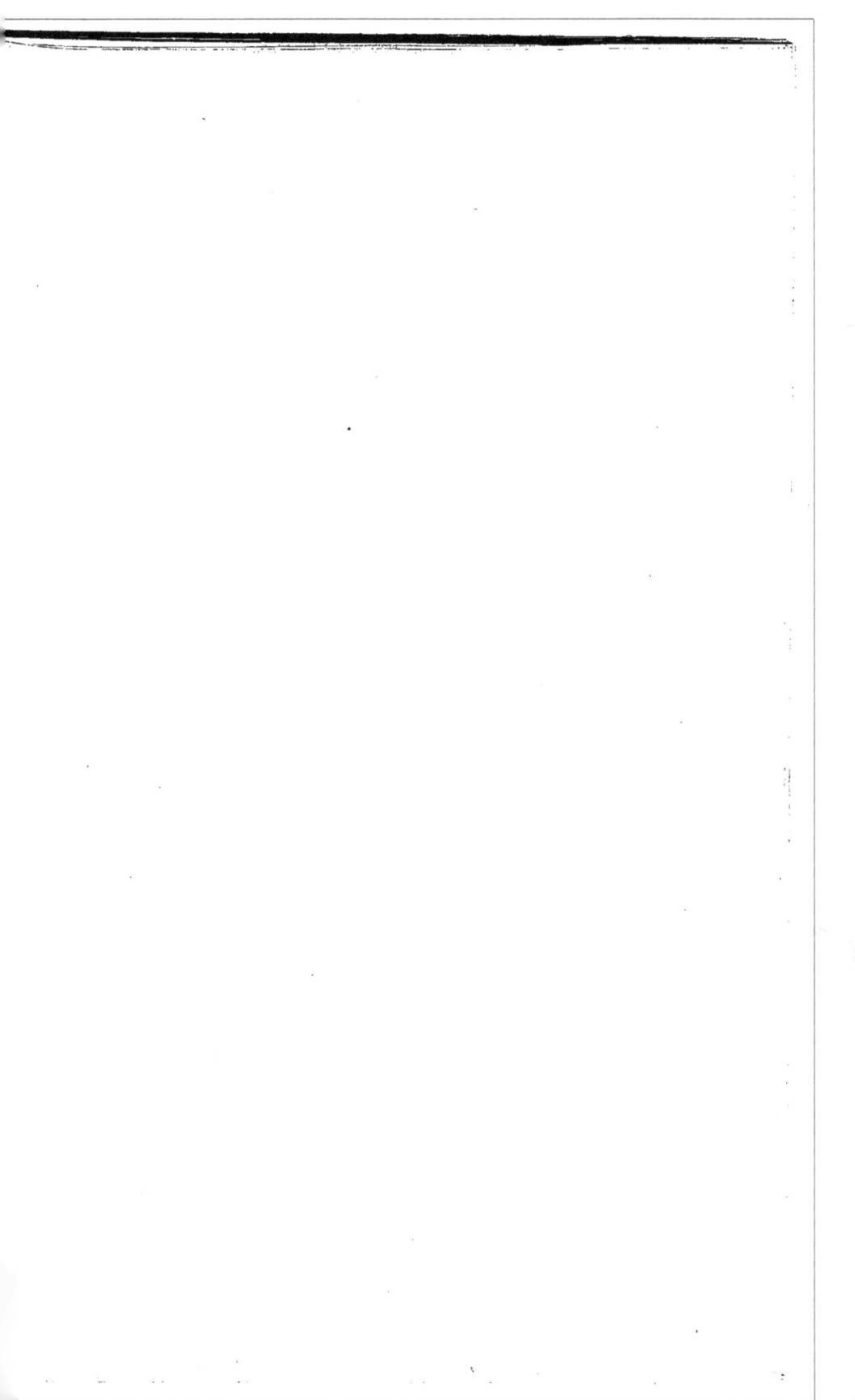

THÉORIE PHYSIQUE

DE

LA PHONATION

Paris. — Typ. PILLET fils aîné, 5, rue des Grands-Augustins.

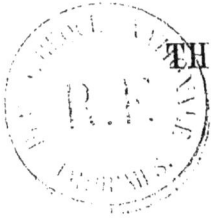

THÉORIE PHYSIQUE

DE

LA PHONATION

PAR

M. Octave GAY

DOCTEUR EN MÉDECINE

PARIS

LIBRAIRIE J.-B. BAILLIÈRE ET FILS

Rue Hautefeuille, 19, près du boulevard Saint-Germain.

LONDRES	MADRID
BAILLIÈRE, TINDAL and COX	CARLOS BAILLY-BAILLIÈRE

1876

THÉORIE PHYSIQUE

DE

LA PHONATION

————

La physiologie n'a trouvé sa véritable voie que le jour où elle a fait l'application des lois physiques et chimiques aux phénomènes de la vie végétative et animale. Nulle part, la nécessité de l'emploi des méthodes de la physique en physiologie ne se fait sentir d'une façon plus nette que dans l'étude de la production des sons chez les animaux. Aussi, de toute antiquité, les savants qui se sont occupés de cette question, ont-ils cherché, dans la théorie des instruments sonores, l'explication de la phonation. De nombreux travaux ont été entrepris sur ce sujet, et, si l'étude des documents qui en sont résultés laisse encore dans l'esprit quelque doute, il faut l'attribuer à ce qu'on n'a pas toujours assez bien précisé les conditions physiques et mécaniques du problème. Les comparaisons que l'on a

1

faites entre l'instrument vocal et les divers instruments de musique, quoique exactes sur certains points, ne laissent pas que de présenter des incertitudes dans d'autres non moins importants. Nous espérons, dans ce travail, avoir mieux défini la nature du phénomène de la voix, et les conditions de sa production.

Nous devons, à ce propos, donner tous nos remerciements à M. Weber, rédacteur musical du *Temps*, qui a bien voulu mettre à notre disposition sa vaste érudition et sa compétence spéciale en ces matières.

La phonation est une fonction qui appartient à la vie de relation, et qui, bornée chez les animaux à la simple production de la voix brute ou du son vocal avec des intonations diverses, est bien plus compliquée chez l'homme qui a pour attribut essentiel la parole ou la voix articulée. (LITTRÉ et ROBIN. *Dictionn. de Médecine.*)

Avant de dire comment l'homme produit les sons, il est nécessaire de faire connaître ce que c'est que le son, et comment est disposé l'appareil de la phonation.

Nous étudierons donc d'abord le son considéré en lui-même, puis nous donnerons quelques détails sur les diverses manières de le produire, et en particulier sur les instruments de musique.

Nous ferons rapidement la description de l'appareil phonateur de l'homme; nous verrons ensuite comment il fonctionne ; ce sera là le cœur du sujet : la théorie physique de la phonation. Puis viendra l'étude des modifications de la voix qui produisent la parole ou voix articulée. Enfin, dans un court historique, nous examinerons les opinions émises, à diverses époques, par la plupart des auteurs qui ont traité la question.

CHAPITRE PREMIER

GÉNÉRALITÉS SUR LE SON

Le son est l'impression que perçoit l'oreille.

Cette impression est produite par les vibrations des corps sonores, qu'ils soient liquides, solides ou gazeux, transmises jusqu'à l'organe de l'audition par l'intermédiaire d'un milieu élastique.

Voici quelle est l'origine de ces vibrations : si l'on écarte les molécules d'un corps élastique de leur position d'équilibre, elles tendent à y revenir dès qu'elles sont abandonnées à elles-mêmes ; mais elles ne s'y arrêtent pas ; en vertu de la force acquise, elles la dépassent, tendent de nouveau à y revenir, la dépassent encore, et ainsi de suite. En vertu de l'inertie de la matière, le mouvement ainsi commencé devrait se continuer indéfiniment de part et d'autre de la position d'équilibre avec la même amplitude. Mais le mouvement tend à se communiquer au milieu où le corps est plongé, et aux corps environnants ; la force vive se partage entre les molécules de tous ces corps, et, quand elle s'est dissipée dans tous les sens, après une suite de vibrations dont l'amplitude est allée en diminuant d'une façon continue, le corps élastique est revenu au repos.

On peut développer l'élasticité par flexion, compression ou traction, et par torsion ; suivant qu'on a employé l'un ou l'autre de ces moyens, on aura des oscillations transversales, longitudinales ou tournantes. On peut observer ces diverses oscillations sur les solides, mais les fluides ne peuvent être soumis qu'à des compressions ou des dilatations successives ; ils n'offrent donc que des vibrations longitudinales.

Une loi fondamentale des vibrations des corps élastiques est qu'elles sont isochrones, quand l'amplitude est suffisamment petite, parce que, pour de petits écarts, la force d'élasticité est proportionnelle aux déplacements.

Nous avons vu que le mouvement vibratoire tend à se transmettre au milieu dans lequel le corps vibrant est plongé ; les oscillations se transmettent par ce milieu jusqu'à l'oreille, et, si elles sont capables d'agir sur l'organe de l'ouïe, elles donneront la sensation du son.

On démontre facilement par l'expérience la nécessité des vibrations, et la nécessité d'un milieu élastique pondérable, pour la production du son, car on peut, d'une part, forcer tous les corps sonores à inscrire leurs vibrations par différentes méthodes, et, d'un autre côté, on prouve que le son ne se transmet pas dans le vide.

Quand les vibrations d'un corps élastique se transmettent dans un milieu, chaque molécule du milieu passe successivement par des phases correspondantes à celles du mouvement primitif. C'est cette propagation de l'ébranlement qui constitue l'ondulation, le mouvement ondulatoire. On appelle « longueur d'onde » la distance qui sépare deux molécules qui en sont à la même phase. Pour un même milieu, le calcul et l'expérience montrent que la vitesse de propagation de l'onde est constante : dans l'air, elle est environ de 337 mètres par seconde ; dans l'eau, de 1,435 mètres. Les longueurs d'onde sont, au contraire, très-différentes suivant les mouvements vibratoires considérés, et plus il y aura de vibrations dans un même temps, plus l'onde sera courte. En général, la longueur d'onde est égale à la vitesse du son donnée par le nombre de vibrations, ou à la vitesse du son multipliée par le temps d'une vibration complète.

Les sons en nombre infini que nous entendons se différencient les uns des autres par certaines qualités. Ainsi, il faut distinguer les bruits et les sons musicaux ; ces derniers offrent à considérer leur intensité, leur hauteur et leur timbre.

1° Il est souvent facile de distinguer un son d'un bruit ; cependant la différence entre ces phénomènes n'est pas tellement tranchée que l'on ne puisse parfois hésiter sur la qualification à leur appliquer. En général, on appelle : bruit, tantôt une suite de sons de très-courte durée, et entre lesquels l'oreille ne saisit aucun rapport harmonique, tantôt un ensemble de sons coexistants, mais ne donnant pas une sensation unique et consonnante. Au contraire, les sons musicaux peuvent être prolongés indéfiniment avec leurs caractères particuliers qui permettent de les reconnaître, et l'on peut saisir entre eux des rapports tantôt harmonieux, tantôt désagréables à l'oreille, qu'on appelle consonnances ou dissonances.

2° *Intensité.* — Deux sons peuvent avoir les mêmes caractères et différer par la force de leur action sur l'organe de l'ouïe ; par leur intensité. De même lorsqu'on s'éloigne ou qu'on se rapproche d'un corps sonore, l'intensité du son diminue ou augmente. Si le son se propageait sans rencontrer d'obstacles, son intensité serait en raison inverse du carré des distances. Le calcul montre que l'intensité d'un son est proportionnelle à la force vive des mouvements communiqués à l'oreille. Pour des sons différents, la sensibilité de l'oreille varie avec la hauteur.

3° La hauteur d'un son dépend de la rapidité du mouvement vibratoire ; toutes les expériences démontrent que les sons sont d'autant plus aigus que les vibrations sont plus rapides ; d'autant plus graves que les vibrations sont plus lentes.

Les méthodes employées pour compter le nombre de vibrations sont nombreuses. La sirène de Cagniard-Latour, et celle de Seebeeck, la roue dentée de Savart produisent des sons que l'on peut varier à volonté, et dont un compteur indique le nombre de vibrations : on les met à l'unisson avec le son dont on veut apprécier la hauteur, et cette hauteur est mesurée par le compteur. La méthode graphique inventée par Duhamel inscrit les vibrations au moyen d'un stylet sur un cylindre tournant couvert de noir de fumée; si l'on connaît la vitesse de rotation du cylindre, il est facile de calculer le nombre des vibrations exécutées en une seconde par le corps sonore. Enfin, la méthode optique de M. Lissajous utilise la persistance des impressions sur la rétine pour rendre visibles les vibrations et les comparer à celles d'un corps pris pour terme de comparaison.

L'étude du nombre des vibrations des sons musicaux a montré qu'à un même son correspond toujours le même nombre de vibrations, quel que soit l'instrument qui serve à le produire. Ainsi, une note est définie par un nombre de vibrations. Deux sons produits par le même nombre de vibrations sont dits à l'unisson; quand on produit en même temps deux notes différentes, l'oreille est impressionnée tantôt agréablement, tantôt désagréablement par cette superposition; on dit qu'il y a accord dans le premier cas, et dissonance dans le second. Un accord est défini par le rapport des nombres de vibrations des deux sons qui le produisent. Les accords les plus employés portent les noms d'octave, de quinte, de quarte, de tierce

majeure, de tierce mineure, de sixte majeure, de
sixte mineure; — ils sont exprimés par les rapports :

$$\frac{2}{1} \quad . \quad \frac{3}{2} \quad . \quad \frac{4}{3} \quad . \quad \frac{5}{4} \quad . \quad \frac{6}{5} \quad . \quad \frac{5}{3} \text{ et } \frac{8}{5}$$

Si l'on superpose des notes prises dans une série
de sons représentés relativement par la suite des
nombres : 1. 2. 3. 4. 5. 6, etc., on forme un accord
d'autant plus consonnant que le rapport est plus
simple. La suite de ces notes 1. 2. 3. 4. 5...., se
nomme la série des notes harmoniques. Il peut
y avoir des accords plus compliqués et composés
de 3. 4... ou un plus grand nombre de notes.

On appelle gamme une phrase musicale formée
d'une suite de notes, telles qu'en combinant deux à
deux les sons qu'elle comprend, on obtient facilement des rapports consonnants.

La gamme est formée de sept notes désignées par
les noms :

ut . ré . mi . fa . sol . la . si

dont les rapports sont successivement :

1 . 9/8 . 5/4 . 4/3 . 3/2 . 5/3 . 15/8

A ces différents sons, on ajoute l'octave de la
note fondamentale dont le rapport vibratoire est 2,
et 'on recommence une autre gamme. On peut
commencer une gamme par n'importe quel son,
mais pour définir la hauteur des notes musicales,
on a adopté en France pour terme de comparaison
le *la* de la troisième octave de l'échelle musicale,

qui a pour son fondamental l'*ut* du violoncelle : ce *la* correspond à 435 vibrations doubles par seconde.

Tous les sons ne sont pas perceptibles par l'oreille. La limite des sons appréciables semble comprise entre 32 vibrations pour les sons graves et 36,000 pour les sons aigus.

4° *Timbre*. — Deux sons musicaux peuvent avoir la même hauteur, la même intensité, et être cependant facilement distingués par cette qualité qu'on appelle le timbre ; ainsi on ne confondra pas les sons d'un violon avec ceux d'un piano, les sons de la voix humaine avec ceux de la voix des oiseaux. Le timbre est dû à plusieurs conditions du mouvement vibratoire.

M. Helmhotz a montré que l'une des conditions les plus importantes était la production de sons faibles qui accompagnent le son fondamental. Prenons, par exemple, une corde vibrante : outre le son fondamental qu'elle donne en vibrant en totalité, elle fait entendre le son qu'elle peut donner en se divisant en deux parties égales, et qui est l'octave du son fondamental ; puis le son qu'elle produit divisée en trois, quatre... en un nombre quelconque de parties égales. Les nombres des vibrations de ces différentes parties seront entre eux comme la suite des nombres naturels, ce seront les notes harmoniques qui sont consonnantes ou non, avec le son fondamental. En général, le son produit par un corps susceptible de vibrer est formé par la superposition d'un certain nombre d'harmo-

niques, et l'on comprend que, suivant que ces harmoniques seront nuls ou plus ou moins développés,
le timbre pourra varier.

Les instruments enregistreurs permettent de
voir cette co existence des harmoniques; la courbe
représentative du son qu'on obtient par leur
moyen est tremblée et résulte de la superposition
des courbes de chaque mouvement particulier
correspondant à chaque harmonique. M. Helmhotz
a analysé les harmoniques des différents sons au
moyen de résonnateurs. Ce sont des sphères creuses
en verre ou en métal, présentant d'un côté un
tuyau court et large ouvert dans l'air, et de l'autre
une sorte d'entonnoir qu'on introduit dans l'o-
reille.

Ces sphères sont capables de renforcer une note
donnée. Si l'on écoute avec différents résonnateurs
accordés suivant la série des harmoniques un son
quelconque, les résonnateurs renforcent les harmoniques qui leur correspondent, et découvrent ainsi
leur présence dans le son composé.

On peut aussi, comme le fait M. Kœnig, mettre
les résonnateurs en communication avec les capsules manométriques pourvues d'un bec de gaz.
Les flammes seront ou non agitées, si les résonnateurs entrent ou non en vibration. Un piano peut
remplacer ces appareils; quand on produit dans
son voisinage un certain son, les cordes qui correspondent aux divers sons partiels entrent en vibration. Enfin, une oreille exercée peut distinguer

les harmoniques qui accompagnent certains sons.

Mais l'existence d'harmoniques n'est pas la seule cause des différents timbres; il faut encore tenir compte des bruits accompagnateurs qui se produisent quand on cherche à faire rendre un son, et qui dépendent de l'instrument employé. Ainsi, une corde n'a pas le même timbre quand on la fait vibrer en la pinçant ou en la frappant avec un marteau. Enfin, le timbre dépend des corps qui environnent les corps sonores; il est modifié par les résonnances diverses, etc., par un certain nombre d'autres circonstances encore mal déterminées.

Maintenant que nous avons étudié sommairement les principales qualités du son, il est utile de donner quelques indications sur les différentes classes d'instruments de musique où nous pourrons chercher des points de comparaison quand nous parlerons de l'instrument vocal.

On distingue des instruments à cordes et des instruments à vent. Les lois qui régissent les vibrations transversales des cordes sont les suivantes : le nombre des vibrations est en raison inverse de la longueur de la corde, en raison inverse du rayon, proportionnel à la racine carrée du poids tenseur, en raison inverse de la racine carrée de la densité. Enfin, il est bon de rappeler que la rigidité d'une corde produit le même effet que si sa tension était augmentée d'une quantité constante;

cette rigidité de la corde est le résultat de son imparfaite élasticité. Les cordes produisent des harmoniques différents suivant la façon dont elles sont mises en mouvement. Comme elles n'ont qu'une petite surface, elles ébranlent peu l'air, et ne donneraient qu'un son assez faible, si on n'avait soin de les monter sur une caisse d'harmonie qui, grâce à l'étendue de sa section comparée à sa hauteur, est capable de renforcer la plus grande partie des sons produits par la corde.

Les instruments à vent sont des tuyaux diversement disposés et contenant une colonne d'air capable d'entrer en vibration au moyen d'une embouchure dans laquelle on injecte un courant d'air. Les embouchures sont de diverses sortes; tantôt la colonne d'air vient se briser contre un biseau en deux courants, l'un qui pénètre dans le tuyau sonore, l'autre qui s'échappe au dehors par une ouverture disposée à cet effet. De là naissent des vibrations qui forcent la colonne d'air à se partager en parties dont la longueur dépend de celle du tuyau, s'il est suffisamment étroit. Un même tuyau ne peut donner que les harmoniques d'ordre impair s'il est fermé à un bout, et donne la série complète des harmoniques s'il est ouvert. Ce sont là les tuyaux à embouchure de flûte. Cette disposition existe dans la flûte, le flageolet, etc.

D'autres fois, l'air du tuyau est mis en mouvement par un corps solide qui vibre à son embouchure. Ainsi, on peut faire vibrer un tuyau sonore

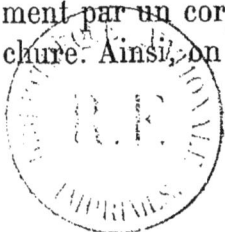

au moyen d'un diapason qu'on ébranle à sa bouche : dans les instruments de musique, on le remplace ordinairement par une languette élastique nommée anche, que le courant d'air met en mouvement. Tantôt l'anche est soulevée, puis vient butter contre un obstacle fixe ; c'est l'anche battante, elle donne des sons d'un timbre criard, comme on le remarque dans la clarinette ; tantôt l'anche vibre librement à travers une ouverture un peu plus large qu'elle-même, c'est l'anche libre. La partie qui reçoit l'anche porte le nom de rigole, et souvent une petite tige de fer, appelée rasette, permet d'allonger ou de raccourcir la partie vibrante de l'anche, ce qui fait baisser ou hausser le son produit. Quelquefois, dans le hautbois, dans e basson, il y a deux anches courbes qui vibrent simultanément. Ordinairement, l'anche n'est qu'un moyen de mettre l'air en vibration, et son action propre est peu sensible ; aussi, a-t-on eu tort de dire que, dans la clarinette, le hautbois, les lèvres de l'artiste faisaient l'effet de la rasette en allongeant ou raccourcissant la partie libre de l'anche ; s'il en était ainsi, le musicien pourrait produire tous les sons possibles à l'aide de l'anche, et il serait inutile de munir ces instruments de trous disposés comme ceux de la flûte et destinés à faire varier la longueur du tuyau. Il suffirait de le faire assez large pour qu'il puisse renforcer un grand nombre de sons ; on démontre, du reste, que l'anche de ces instruments n'influe pas sur la hauteur des sons, en prolongeant l'embouchure d'une clarinette par un tuyau dans lequel on souffle ; l'instrument rend les mêmes sons que si son bec recevait directement le courant d'air ; enfin, dans la cornemuse, l'anche n'est pas soumise à l'instrumentiste, qui y insuffle de l'air au moyen d'une peau de mouton faisant fonction de soufflet.

Il est très-important de faire cette distinction entre ces anches qui n'influent pas sur la hauteur du son, et les anches des tuyaux d'orgue, qui, suivant leur longueur réglée par la rasette, donnent des sons plus ou moins élevés.

Dans les instruments dits à bocal, on souffle dans une embouchure conique ; les lèvres de l'instrumentiste vibrent et font l'effet d'anches de la première espèce, c'est-à-dire qu'elles ne sont capables que de donner un son fondamental et ses harmoniques. mais non la série complète des notes.

Nous devons donc considérer dans les instru·ments à vent deux classes bien tranchées : les uns, flûte, hautbois, cor, cornet à pistons, où l'air du tuyau est lui-même le corps sonore ; les autres, tuyaux d'orgue à anches, où le tuyau ne sert qu'à renforcer le son produit par un corps solide, et à l'accompagner d'harmoniques variés ; ces derniers, qui seraient plus justement placés à côté des instruments à cordes, ont la plus grande analogie, comme nous le verrons plus loin, avec l'appareil de la phonation.

CHAPITRE II

LE LARYNX ET SES ANNEXES

Le larynx est la partie supérieure de la trachée modifiée de façon à servir aux besoins de la phonation. Il représente une sorte d'entonnoir assez compliqué et dont il importe d'étudier les différentes parties pour bien se rendre compte de leur rôle dans la production du son. Formé d'un squelette cartilagineux, dont les pièces sont unies par des articulations mises en mouvement par des muscles, il est tapissé à l'intérieur par une membrane muqueuse.

Le squelette du larynx est formé par des cartilages et des fibro-cartilages. Les premiers sont de vrais cartilages, revêtus d'un périchondre, et capables de s'ossifier dans un âge avancé ; ils sont au nombre de quatre, deux impairs : le thyroïde et le cricoïde ; deux pairs, les aryténoïdes.

Le cartilage thyroïde, d'une seule pièce chez l'adulte, est chez l'enfant formé de trois parties, deux latérales et une moyenne découverte par Rambaud. Il a la forme d'une lame quadrangulaire pliée dans le sens de sa longueur, de façon à former un angle de 60 à 70 degrés dont l'ouverture regarde en arrière. On peut lui reconnaître deux faces et quatre bords. La face antérieure offre sur la partie médiane une saillie assez considérable chez l'homme et qu'on appelle : pomme d'Adam, et sur les côtés, deux tractus fibreux sur lesquels s'insèrent des muscles. La face postérieure présente sur la ligne médiane un angle rentrant sur lequel s'insèrent de haut en bas l'épiglotte, les cordes vocales supérieures et inférieures, et le muscle thyro-aryténoïdien.

Le bord supérieur sinueux donne insertion à la membrane thyro-hyoïdienne, le bord inférieur à la membrane crico-thyroïdienne, les bords latéraux rapprochés de la colonne vertébrale donnent insertion à l'aponévrose du pharynx et à des muscles.

Le cartilage cricoïde, placé entre le thyroïde et le premier anneau de la trachée, a la forme d'une bague dont le chaton serait placé en arrière. En avant et de chaque côté de la ligne médiane, il présente l'insertion du sommet du muscle cricothyroïdien; en arrière et de chaque côté de la ligne médiane, se trouve celle du crico-aryténoïdien postérieur; sur le bord supérieur et de chaque côté s'insèrent les crico-aryténoïdiens latéraux.

Les cartilages aryténoïdes, placés comme à cheval sur la partie postérieure du bord supérieur du cricoïde, sont les cartilages les plus importants au point de vue de la phonation. Ils ont la forme de pyramides triangulaires. On peut donc leur considérer une base, un sommet, trois faces et les bords correspondants. La base triangulaire s'articule avec le cricoïde de façon à ce qu'une partie fasse saillie dans la cavité du larynx et l'autre en dehors. La partie placée dans le larynx offre une apophyse dite antérieure ou interne, qui donne attache à la corde vocale inférieure, la partie extérieure au larynx a une apophyse postérieure ou externe où s'insèrent les muscles crico-aryténoïdiens postérieurs et latéraux. Le sommet de l'aryténoïde s'incline vers celui du côté opposé. A la face postérieure, s'insèrent les muscles ary-aryténoïdiens; la face interne lisse limite une portion de la glotte dite intercartilagineuse; la face antérieure irrégulière n'offre rien d'important, non plus que les bords à l'exception du bord externe convexe sur lequel s'insère le muscle thyro-aryténoïdien.

Le plus important des fibro-cartilages du larynx est l'épiglotte, lame mince libre dans sa partie supérieure, unie à sa base au thyroïde par une membrane fibreuse. Elle est séparée de la langue par un sillon transversal, et envoie vers cet organe des replis glosso-épiglottiques, et vers les cartilages aryténoïdes des replis aryténo-épiglottiques.

D'autres fibro-cartilages sont les cartilages corniculés de Santorini, placés au sommet des aryténoïdes; les cartilages de Wrisberg, situés dans l'épaisseur des replis aryténo-épiglottiques; les cartilages sésamoïdes placés près des précédents; et enfin les deux nodules glottiques antérieur et postérieur, placés aux extrémités des cordes vocales, l'un près du thyroïde, l'autre près de l'aryténoïde.

Les cartilages du larynx sont unis soit par les membranes fibreuses, soit par de véritables articulations pourvues de cartilages articulaires et de synoviales. La plus importante, l'articulation crico-aryténoïdienne, a des ligaments très-lâches, ce qui explique les mouvements étendus du cartilage arytenoïde.

Les muscles du larynx, dits intrinsèques, c'est-à-dire ne prenant insertion que sur les cartilages du larynx, sont au nombre de neuf, dont un impair, et quatre pairs. Ce sont l'ary-aryténoïdien et les crico-aryténoïdiens postérieurs en arrière; les crico-thyroïdiens en avant, les crico-aryténoïdiens latéraux, et les thyro-aryténoïdiens sur les côtés.

1° Le muscle ary-aryténoïdien est formé de deux portions distinctes que beaucoup d'autres regardent comme deux muscles particuliers : une partie des fibres ou muscle arytenoïdien transverse s'insère au bord latéral externe de l'aryténoïde dans toute sa hauteur, traverse horizontalement l'intervalle des deux cartilages et va s'insérer au bord latéral externe du cartilage du côté opposé. — Les autres fibres, sous le nom d'aryténoïdien oblique, s'insèrent à la partie postérieure de l'apophyse musculaire de l'aryténoïde, et de là se portent en haut et en dedans pour aller s'insérer au sommet de l'arytenoïde du côté opposé et au cartilage de Santorini. Elles croisent en sautoir les fibres musculaires du côté opposé. Enfin, quelques faisceaux musculaires, très-variables dans leur dimension et dans leur ramification, se joignent à des fibres venues du thyro-aryténoïdien pour se porter vers l'épiglotte dans l'épaisseur du repli aryténo-épiglottique sous le nom de muscle thyro-ary-épiglottique.

2° Le crico-thyroïdien, triangulaire, prend son point fixe sur la face antérieure du cricoïde de chaque côté de la ligne médiane, et se porte en haut et en dehors en s'étalant en éventail, pour aller s'insérer à la petite corne, au bord inférieur et un peu à la face postérieure du cartilage thyroïde. Quelques auteurs le divisent en deux portions, une droite et une oblique.

3° Le crico-aryténoïdien postérieur, plat, épais, triangulaire, s'insère à côté de la ligne médiane postérieure du cricoïde, se dirige en haut et en dedans, et se fixe en arrière du crico-aryténoïdien latéral sur l'apophyse postérieure de l'aryténoïdien.

4° Le muscle crico-aryténoïdien latéral, triangulaire et aplati, s'insère sur les parties latérales du bord supérieur du cricoïde et se porte vers l'apophyse musculaire de l'aryténoïde.

5° Le muscle thyro-aryténoïdien peut être divisé en deux parties : une, interne, part de l'angle rentrant du thyroïde et va s'insérer à l'apophyse vocale et latéralement à la partie inférieure de la face antéro-latérale du cartilage aryténoïde ; l'autre partie,

externe, née à la face interne du cartilage thyroïde
en dehors de la partie interne, va se fixer par des
faisceaux au bord externe latéral de l'aryténoïde.
Les fibres du thyro-aryténoïdien s'unissent à celles
du crico-aryténoïdien dont il est difficile de les
séparer.

Le larynx est tapissé par une membrane formée
de fibres élastiques irrégulièrement entrelacées et
tordues, mélangées de fibres lamineuses, recou-
vrant le périchondre et placée sous la muqueuse.
Assez mince généralement, elle s'épaissit de bas en
haut, entre les cartilages cricoïde et thyroïde pour
former la membrane crico- thyroïdienne au niveau
de la glotte, où elle forme les cordes vocales inférieures, entre le thyroïde et l'os hyoïde, où elle
constitue la membrane thyro-hyoïdienne; enfin
à l'orifice supérieur du larynx, où elle forme les
replis aryténo-épiglottiques.

La muqueuse du larynx présente un épithélium
cylindrique à cils vibratiles stratifié; au niveau du
bord libre des cordes vocales inférieures, à la face
postérieure de l'épiglotte, à la partie supérieure et
postérieure des cartilages aryténoïdes et à la partie
supérieure des replis aryténo-épiglottiques, l'épithélium cylindrique est remplacé par de l'épithélium pavimenteux stratifié. La couche profonde de
la muqueuse est peu épaisse, riche en fibres
élastiques, très-adhérente, excepté en quelques en-
droits et particulièrement au niveau des replis
aryténo-épiglottiques. De nombreuses glandes en

grappe y sont contenues et servent à humecter la
face interne du larynx.

Les vaisseaux du larynx ne présentent rien d'important à notre point de vue. Les nerfs, outre des
filets sympathiques, viennent de deux troncs, four-
nis par la branche du spinal accolée au nerf pneu-
mogastrique ; le nerf laryngé supérieur anime le
muscle crico-thyroïdien ; tous les autres muscles
intrinsèques du larynx sont sous la dépendance du
nerf laryngé inférieur ou récurrent.

Si, après avoir considéré le larynx en détail, nous
l'examinons dans son ensemble, nous verrons que,
à peu près cylindrique à sa partie inférieure où il se
continue avec la trachée, il est à la partie supérieure
comparable à une pyramide triangulaire tronquée
dont un angle serait antérieur et la petite base inférieure. L'extérieur ne présente rien qui doive
nous occuper. A l'intérieur, nous trouvons les
cordes vocales inférieures et supérieures, les ventricules et le vestibule du larynx.

Les cordes vocales inférieures ou replis thyro-
aryténoïdiens inférieurs jouent un rôle des plus
importants dans la phonation. Elles commencent
l'une à côté de l'autre à l'angle rentrant du thyroïde,
et s'insèrent sur un petit noyau fibro-cartilagineux
appelé nodule glottique antérieur. Elles se dirigent
ensuite en divergeant d'avant en arrière et un peu
en haut, et se portent au sommet et à la face interne de l'apophyse vocale de l'aryténoïde, ainsi
qu'à la portion inférieure de la face antéro-externe

du cartilage. Là aussi se trouve un nodule fibro-cartilagineux, dit glottique postérieur. La corde vocale présente la forme d'un prisme triangulaire dont une face externe et adhérente est formée par les fibres du muscle thyro-arytenoïdien.

La face supérieure regarde en haut presque horizontalement, elle est large de 3 à 4 millimètres et forme le plancher du ventricule; la face inférieure est oblique en bas et en dedans et se continue avec la paroi latérale de la portion sous-glottique du larynx. Le bord libre de la corde vocale est légèrement concave à l'état de relâchement des replis. Cette corde vocale est composée de l'épaississement de la membrane élastique appelée ligament thyro-aryténoïdien inférieur du muscle thyro-aryténoïdien interne, et est recouverte par la muqueuse très-mince et tapissée d'épithélium pavimenteux.

Entre les deux cordes vocales inférieures se trouve un orifice rétréci et susceptible de changer de forme sous l'action des muscles; c'est la glotte interligamenteuse prolongée en arrière par la glotte intercartilagineuse qui s'étend entre les deux cartilages aryténoïdes.

La glotte a en moyenne chez l'homme adulte 25 millimètres de long, dont 15 pour la partie antérieure et 10 pour la postérieure; chez la femme, la glotte n'a environ que 18 millimètres de longueur.

Les cordes vocales supérieures ne méritent guère ce nom, comme nous le verrons plus tard. Ce sont de simples replis de la muqueuse sous forme de lames minces partant du sommet de l'angle rentrant du thyroïde et allant se fixer en arrière à la face antéro-externe des cartilages aryténoïdes, où ils s'unissent aux cordes vocales inférieures un peu avant leur insertion postérieure. Leur bord libre est concave ; leur face supérieure, qui regarde un peu en dedans, se continue avec le vestibule du larynx ; leur face inférieure, tournée un peu dehors constitue la paroi supérieure du ventricule. Les cordes vocales supérieures contiennent un épaississement de la membrane élastique, dit ligament thyro-aryténoïdien supérieur, du tissu lamineux et des glandes en grappe, le tout recouvert par la muqueuse. Il n'y a pas de muscles.

Entre les cordes vocales inférieures et supérieures se trouve l'orifice d'une cavité, appelée ventricule du larynx, qui se prolonge en haut jusqu'au niveau de la partie supérieure du larynx, et même parfois jusqu'à l'os hyoïde. Le ventricule est tapissé par la muqueuse laryngienne.

Le vestibule du larynx est la portion sus-glottique de cette cavité. Il a la forme d'un entonnoir et s'ouvre largement dans le pharynx.

Telle est rapidement décrite l'organisation du larynx. Pour compléter l'appareil de la phonation, il faut y joindre la trachée avec les poumons et la cage thoracique en bas ; le pharynx, la bouche et les fosses nasales en haut. Ces parties sont d'une grande importance au point de vue de la production de la voix, puisque les poumons sont le soufflet qui met en mouvement l'air qui doit faire vibrer les cordes vocales, et que les cavités supérieures ont la plus grande influence sur le timbre du son et sur l'articulation de la voix.

La théorie physique de la phonation ne sera complète que lorsque l'on connaîtra exactement l'influence de tous les détails d'organisation de ces parties sur la voix et l'utilité de chacun des mouvements si variés qu'elles exécutent pendant l'émission des sons. Il est donc inutile pour le moment de faire une description détaillée du pharynx, de la bouche et des fosses nasales; ce qui, de ce côté, intéresse la théorie sera rapporté quand nous traiterons de la parole.

Nous avons maintenant à étudier les mouvements du larynx. Ils sont extrinsèques ou intrinsèques.

Les mouvements extrinsèques sont surtout des mouvements d'élévation et d'abaissement ; les premiers sont sous la dépendance de muscles nombreux et puissants ; ce sont, outre le thyro-hyoïdien, tous les muscles de la région sus-hyoïdienne et les muscles élévateurs du pharynx, qui s'insèrent à la partie postérieure du larynx.

Les muscles abaisseurs sont les muscles sous-hyoïdiens.

Ces mouvements sont peu importants au point de vue de la phonation.

Les mouvements intrinsèques sont beaucoup plus intéressants.

Les muscles crico-thyroïdiens rapprochent les cartilages thyroïde et cricoïde et leur fait faire un mouvement de rotation autour des articulations des petites cornes du thyroïde avec les parois latérales du cricoïde. Quand le cricoïde est fixe, le thyroïde bascule en avant, ce qui allonge passivement les cordes vocales ; si le thyroïde est fixe, le cricoïde bascule en arrière, ce qui porte l'aryténoïde en arrière et allonge par conséquent aussi les cordes vocales.

Ainsi le crico-thyroïdien, animé par le laryngé supérieur, est tenseur des cordes vocales.

Longet a montré par des expériences nombreuses que les muscles ary-aryténoïdiens, en se contractant, rapprochent horizontalement leurs insertions et, par conséquent, les cartilages aryténoïdes ; ils peuvent fermer complétement la glotte interaryténoïdienne ; pour cela, il faut que les cartilages aryténoïdiens soient placés à la partie supérieure de la face articulaire du cricoïde ; ce dernier mouvement est particulièrement sous la dépendance des fibres obliques de l'ary-aryténoïdien.

Les crico-aryténoïdiens postérieurs font exécuter aux aryténoïdes une sorte de mouvement de sonnette qui, portant en dedans l'apophyse musculaire, porte en dehors l'apophyse vocale et, par conséquent, dilate la glotte. Ils servent de plus à fixer l'aryténoïde lorsque le crico-thyroïdien tend la corde vocale.

Les crico-aryténoïdiens latéraux produisent également un mouvement de sonnette par lequel l'apophyse musculaire est portée en dehors et l'apophyse vocale en dedans, de sorte qu'ils rétrécissent la partie antérieure de la glotte ; mais, de même que les précédents, ils n'agissent pas autrement sur la tension des cordes vocales.

La partie interne du muscle thyro-aryténoïdien tend la corde vocale inférieure et augmente l'épaisseur. C'est le muscle le plus important de la phonation. Les fonctions de la partie externe ne sont pas bien connues ; peut-être son faisceau supérieur agit-il sur la corde vocale supérieure.

Le larynx, à peu près de même volume chez les enfants des deux sexes, s'accroît beaucoup à la puberté, et bien plus chez l'homme que chez la femme. D'après M. Sappey, les diamètres antéro-postérieur, vertical et transverse sont chez l'homme : 36, 46 et 43 millimètres ; chez la femme : 26, 36, 41 millimètres. Le larynx de l'enfant est moitié plus petit environ que celui de l'adulte. Chez la plupart des mammifères, le larynx présente la même disposition que chez l'homme ; les différences tiennent au développement plus ou moins grand des cordes vocales dont les supérieures manquent souvent, ou bien sont aussi développées que les inférieures, aux dimensions du ventricule du larynx, etc. Les oiseaux ont deux larynx, un supérieur et un inférieur qui sert seul à la production des sons variés qu'émettent ces animaux. Mais nous ne pouvons entrer dans ces détails, et l'explication de la voix en général est la même chez les animaux supérieurs que chez l'homme.

CHAPITRE III

DE LA VOIX

On appelle voix, d'une manière générale, les sons produits chez l'homme et chez les vertébrés supérieurs par l'appareil de la phonation. Formée par la réunion du son glottique et des sons bucco-naso-pharyngés, elle peut être articulée ou inarticulée ; nous verrons plus tard ce que signifient ces mots. Il est impossible d'entendre le son glottique indépendamment des sons pharyngés, mais ces derniers peuvent être perçus séparément et constituent une sorte de murmure : la voix chuchotée. Dans ce chapitre, nous nous occuperons uniquement du son donné par le larynx, nous étudierons le mécanisme de sa production, et les variations de ses principaux caractères.

Depuis longtemps, les physiologistes, les physiciens et les musiciens se sont occupés du mécanisme de la voix. Les méthodes employées pour s'en rendre compte sont au nombre de quatre, et toutes conduisent à ce résultat fondamental, savoir, quel les vibrations des cordes vocales inférieures, déter-

minées par le courant d'air des poumons, sont la
cause principale du son laryngien.

1° Lorsque sur un animal vivant on incise,
comme l'ont fait Longet et Segond, la membrane
thyro-hyoïdienne et qu'on attire au dehors le larynx
avec une érigne, il est facile de voir les modifications qu'éprouvent les diverses parties de l'appareil
dans ses périodes de repos et d'activité.

2° Un moyen d'exploration qui donne des résultats beaucoup plus nets est l'examen laryngoscopique, parce qu'il permet d'opérer sur l'homme et
d'étudier aisément la phonation dans ses moindres
détails. On sait que la méthode laryngoscopique
consiste essentiellement à recevoir l'image du
larynx sur un petit miroir placé dans l'arrière-
gorge et incliné de façon que les rayons réfléchis par
lui viennent tomber dans l'œil de l'observateur. Si
l'on n'opère pas avec la lumière solaire directe, il
est nécessaire de concentrer par des réflecteurs ou
des lentilles diversement disposées les rayons d'une
lumière artificielle sur la partie qu'on veut exami-
ner.

Le laryngoscope appliqué à l'étude de la phonation par Garcia a été employé depuis par la plupart
des expérimentateurs Turck, Czermack, Battaille,
Fournié, Mandl, etc.

3° On a fait des expériences sur le larynx des
cadavres; J. Muller prenait un larynx humain,
le fixait sur un support convenable et faisait communiquer sa partie inférieure avec une soufflerie;

un manomètre mesurait la pression de l'air. Pour déterminer la tension des cordes vocales, on forçait le cartilage thyroïdien à s'abaisser au moyen de poids qu'on suspendait à sa partie supérieure et antérieure; enfin, un petit appareil réglé également par des poids permettant de rapprocher plus ou moins les cordes vocales. Malgré les précautions prises pour imiter le plus possible l'action des muscles, on ne peut évidemment par cette méthode remplacer la tension active du muscle.

4° Enfin, on a construit des larynx artificiels; J. Muller, partant de l'idée que les cordes vocales sont des anches, a fait de nombreuses expériences avec des lames élastiques de natures diverses, qu'il disposait en forme de glotte.

M. Harless, M. Merchel, M. Fournié ont donné aux larynx artificiels des dispositions différentes et sont parvenus à imiter plus ou moins heureusement les sons produits par le larynx humain.

Nous ferons connaître, à mesure que nous en aurons besoin, les résultats obtenus à l'aide de ces différentes méthodes.

Lorsque l'on examine le larynx à l'état de repos, la glotte est modérément ouverte; au moment d'une inspiration, elle s'ouvre largement; mais lorsqu'on veut donner un son, les cartilages aryténoïdes se rapprochent, la muqueuse interaryténoïdienne se plisse, les cordes vocales tendent à se mettre en contact et l'orifice glottique est à peu près clos dans toute son étendue; en même temps que les cordes vocales se rapprochent, elles éprouvent des modifications de longueur, de tension, d'épaisseur, en rapport avec le caractère du son que l'on veut émettre, elles sont plus saillantes, plus tendues, plus épaisses qu'à l'état de repos. L'épiglotte s'abaisse un peu, les replis supérieurs se rapprochent légèrement.

Les modifications sont celles qu'on observe dans une occlusion modérée de la glotte pendant le phénomène de l'effort (*Mandl*).

Pendant que le son est émis, d'autres phénomènes se produisent ; la glotte qui était fermée s'ouvre tout entière ou seulement dans sa partie interligamenteuse, les cordes orales se mettent à vibrer sous l'influence du courant d'air ; en effet, l'air les presse de bas en haut et les soulève; en vertu de leur élasticité, elles tendent à revenir à leur position d'équilibre, la dépassent grâce à la vitesse acquise, y reviennent de nouveau et ainsi de suite ; tant que le courant d'air passe, le mouvement continue. Le nombre et l'étendue des vibrations sont très-variables ; mais malheureusement on ne possède jusque aujourd'hui aucun moyen de les apprécier avec quelque précision ; peut-être la méthode graphique pourrait-elle être appliquée à cette étude, et arriverait-on, au moyen d'instruments délicats, guidés par la laryngoscopie, à forcer les cordes vocales à inscrire leurs vibrations sur un appareil enregistreur; la solution complète du problème de la phonation exigerait ces renseignements indispensables.

Les vibrations des cordes vocales peuvent être plus facilenent rendues évidentes par les mouvements qu'elles communiquent à de petits amas de mucosités qui se trouvent presque toujours sur la glotte.

Quelle est la partie vibrante de la glotte ?

M. Fournié a émis l'opinion que la muqueuse seule entrait en vibration, en se fondant principalement sur ce que la moindre altération de cette muqueuse supprime la voix; mais il semble peu probable qu'un tissu aussi mou que celui de la muqueuse puisse donner lieu à des vibrations aussi énergiques que celles qui produisent la voix. Il est plus probable qu'elles accompagnent seulement les vibrations du muscle placé dans l'épaisseur de la corde vocale, muscle qui à l'état de tension devient un corps très-élastique et très-capable de vibrer. Le rôle de la partie élastique de la corde vocale serait de tendre la muqueuse et de l'empêcher de faire des plis lorsque les dimensions de la corde changent. Nous pensons donc que toute la corde vibre et que le muscle est la partie la plus énergiquement vibratile.

Pendant l'émission du son, les autres parties du larynx subissent quelques modifications variables et probablement peu importantes ; l'épiglotte s'élève ou s'abaisse, les cordes vocales supérieures sont plus ou moins tendues, l'ouverture du ventricule est plus ou moins dilatée.

Nous connaissons maintenant plusieurs des conditions de la production du son glottique. Il se fait dans l'expiration, il coïncide avec des vibrations des cordes vocales ; nous pouvons montrer de plus par l'expérience qu'il est seulement produit au niveau de la glotte ; car, si l'on fait parler un larynx de cadavre, il rend le même son quand il est intact ou quand on en a retranché toute la portion susglottique.

Il reste maintenant à donner la théorie de ce son ; tous les auteurs s'accordent à voir dans l'instrument vocal un instrument à anche. Comme dans ce genre d'instruments, en effet, nous voyons un courant d'air mettre en mouvement des lames élastiques, et la preuve expérimentale de cette analogie a été donnée par Muller au moyen de ses expériences sur le larynx artificiel et sur le larynx des cadavres.

Il a d'abord étudié les sons produits par des lames minces, en caoutchouc, ou faites avec la tunique élastique des artères, et disposées à l'extrémité d'un tube, de manière à laisser entre elles un intervalle linéaire représentant la glotte. Quand on fait passer un courant d'air dans le tube, les lames vibrent et donnent des sons soumis aux lois suivantes : La hauteur des sons varie comme la tension des anches membraneuses. Lorsqu'une moitié seulement de l'anche vibre, elle donne l'octave du son qu'elle émet quand elle vibre tout entière. La largeur de la fente n'influe pas sur l'élévation du ton, mais avec une ouverture trop large on n'obtient

plus de son. L'expérience sur le cadavre a prouvé
que les vibrations des cordes vocales satisfont à ces
lois. Elle a montré qu'au moyen d'une tension gra-
duée des cordes vocales, on peut obtenir l'échelle
tout entière des sons de la voix humaine, c'est-à-
dire deux octaves et demie ; que, lorsqu'on augmente
la force du vent, le son devient plus intense et un
peu plus haut, ce qui tient à ce que les cordes,
ayant perdu leur contractilité, se laissent distendre
par la pression mécanique de l'air, et, par conséquent, vibrent un peu plus rapidement. Il est fâ-
cheux que nos connaissances sur l'état vibratoire
des cordes vocales, se réduisent à ces analogies un
peu vagues ; il faudrait connaître exactement, comme
pour les cordes, les lois des vibrations des anches,
savoir avec précision comment varie la tonalité,
avec la longueur, la tension, l'épaisseur, la densité
des cordes vocales. Il semble que ces différents
éléments doivent influer sur les vibrations des anches dans le même sens que sur celles des cordes,
mais dans des proportions différentes, car on ne
peut assimiler complétement une corde fixée seulement aux deux extrémités, à une lame libre seu-
ment par un bord.

En admettant que la voix soit produite par une
anche vibrante, il reste à résoudre une question
qui a divisé et qui divise encore les auteurs qui se
sont occupés de la voix.

Le son glottique est-il dû aux vibrations de la
corde vocale, ou bien aux vibrations de l'air dont

l'écoulement périodiquement variable est réglé par les oscillations des replis vocaux?

Cette dernière opinion a été admise par Dodart, Liscovius, Longet, Helmotz, Mandl, etc.

D'après eux, les vibrations primaires des lèvres vocales, quoique évidentes, sont trop faibles pour produire un son, tandis que l'air, éprouvant alternativement des compressions et des détentes à son passage à travers la glotte, se trouve dans les conditions de tous les tuyaux sonores.

On peut faire remarquer que rien ne prouve la faiblesse du son primitif des cordes vocales, puisque sur le vivant on ne peut pas le séparer des sons qui l'accompagnent, et que l'on ne peut expérimenter sur des cordes vocales détachées, qui ont perdu leur contractilité. Il est bien certain que ce son primitif n'a pas une grande intensité, mais il en est de même pour le son des cordes, des diapasons; une harpe, un violon ne donnent des sons d'une intensité convenable que grâce à leur caisse d'harmonie, qui, par ses dimensions considérables, ébranle l'air par une surface beaucoup plus grande que ne peuvent le faire les cordes elles-mêmes; qui, par l'excès de sa section relativement à sa hauteur, peut renforcer des sons quels qu'ils soient. Si les vibrations de l'air produisaient à elles seules la voix, on ne pourrait expliquer ses changements de tonalité, car, dans le tuyau vocal, il faudrait trouver l'analogue des trous dont sont munis les tubes des instruments de musique pour permettre d'obtenir

toutes les notes possibles ; or, le tuyau vocal a bien
une influence, et une considérable, sur le timbre
des sons, mais il n'en modifie en rien la hauteur,
et on peut, avec une même disposition des cavités
sus-laryngiennes, donner une suite de sons de plus
en plus élevés. Il faudrait donc attribuer les variations de hauteur à des modifications dans les vibrations de l'air à son passage à travers la glotte. Ces
modifications pourraient provenir, soit des changements d'intensité du courant d'air, soit des changements de forme de l'ouverture. Or, il est facile
de démontrer que si l'on pousse l'air avec plus de
force, on ne change pas la tonalité de la voix, on
n'augmente que son intensité ; ainsi, il ne reste
pour expliquer les changements de hauteur de la
voix que les modifications de l'ouverture glottique.
On ne connaît pas encore parfaitement toute l'influence des dimensions des embouchures des tuyaux
sonores sur le son qu'ils rendent ; cependant, quand
les tuyaux sont très-larges relativement à leur hauteur, ce qui a lieu pour le tuyau sus-laryngien, le
son baisse quand l'ouverture se rétrécit, ce qui est
contradictoire avec les faits observés, savoir, que
la glotte est d'autant plus étroite que le son est plus
aigu ; de plus, Muller a montré avec les larynx artificiels que l'écartement des lames vibrantes ne
change pas la hauteur du son.

Il nous est donc impossible d'expliquer les changements de notalité de la voix, dans l'hypothèse où
le son glottique serait dû uniquement aux vibra-

tions de l'air. Au contraire, nous nous en rendrons parfaitement compte, si nous voyons dans les cordes vocales de véritables anches, présentant l'analogie la plus évidente avec les cordes du violon, de la harpe. Ce que l'artiste fait en modifiant la tension des cordes de ces instruments et leur longueur, nous le faisons nous-même par l'effet de notre volonté en variant l'état de tension, de contraction, la densité, de nos cordes vocales. Grâce au muscle accommodateur par excellence de la voix, au thyro-aryténoïdien, nous pouvons faire rendre à nos replis glottiques toute la série des sons entre des limites déterminées pour chacun de nous. L'archet, c'est le courant d'air que les poumons envoient dans le larynx, et la caisse d'harmonie qui renforce les sons, c'est, outre la cavité thoracique, l'ensemble des cavités du pharynx, de la bouche, des fosses nasales qui surmontent l'organe premier du son. Cette assimilation du larynx à un instrument à cordes a été faite depuis longtemps par Ferrein, et le nom de cordes vocales l'a consacrée dans l'esprit du public.

Cette comparaison de l'appareil vocal avec un instrument à cordes présente cependant un point sur lequel l'analogie est bien éloignée. On voit facilement toute la différence qu'il y a entre une corde de violon d'une grande longueur et les cordes vocales, simples replis élastiques de dimensions très-restreintes. Nous pouvons trouver un instrument plus analogue dans le tuyau d'orgue à anche

dont nous avons déjà parlé : l'anche, languette mé-
tallique assez courte, est mise en vibration par un
courant d'air. Le nombre de ses vibrations est
réglé par la rasette qui diminue ou augmente sa
longueur. Un tuyau de dimension assez considérable renforce le son. Si l'on pouvait, en maintenant
le courant d'air, faire varier la longueur de la languette suivant des rapports déterminés, on produi-
rait toute la série des sons que le tuyau peut renforcer. L'appareil vocal n'est pas autre chose ; nous
y trouvons le soufflet, la languette et le tuyau de
renforcement. Mais ici, un mécanisme dépendant
de la volonté fait varier les conditions de vibration
des cordes vocales, et les rend capables de produire
tous les sons qu'il est donné à l'homme d'émettre.
Quant au tuyau de renforcement, la mobilité de
ses parois, soumises à des muscles nombreux, lui
permet de prendre des formes variées adaptées aux
sons qu'il doit renforcer.

Nous croyons que telle est la véritable comparaison à établir entre l'appareil vocal et un instrument de musique déterminé, et qu'il faut abandon-
ner la comparaison avec le hautbois que semblent
affectionner la plupart des savants qui ont étudié
la question.

Nous devons maintenant étudier la voix glottique
dans ses trois principales propriétés : l'intensité, la
hauteur, le timbre.

1° L'intensité d'un son dépend de l'amplitude des
vibrations ; elle est d'autant plus grande que le

courant d'air est plus fort; elle est donc en rapport avec les dimensions du larynx, le développement des muscles expirateurs et l'étendue de la poitrine. La voix laryngée est considérablement renforcée par les sons que le courant d'air détermine dans les différentes parties qui. surmontent la glotte. L'orifice glottique n'éprouve aucune variation quand on donne une même note tantôt doucement, tantôt avec force. Les cordes vocales sont dans le même état de tension; seulement leur déplacement est plus considérable et [on peut voir que les mucosités mises en mouvement par les vibrations exécutent des mouvements plus étendus quand le son est fort que quand il est faible.

Muller avait remarqué, dans les expériences sur les larynx artificiels, que, lorsque l'on force le vent, le son monte un peu. Cela est dû, avons-nous dit, à la tension de l'anche par le courant d'air qui la soulève.

On a cru qu'il en était de même chez l'homme, et que, si l'on forçait l'expiration, ce qui devait faire hausser le son, il fallait relâcher la corde vocale pour le baisser dans la même proportion, afin de conserver à la note émise sa hauteur. Il n'en est rien; pour chaque son, il y a un degré de rigidité et d'élasticité assigné aux lèvres vocales par le degré déterminé de la contraction des muscles intéressés, ce degré de tension initiale est conservé, sinon la voix détonne. (Mandl.)

2° La hauteur dépend de la rapidité des vibrations des cordes vocales et, par conséquent, de toutes les circonstances qui la font varier.

Les sons que l'homme émet peuvent se succéder de diverses façons ; tantôt ils ont la même hauteur comme dans le langage ordinaire ; il y a cependant certains changements de ton qui constituent l'accent, mais dans la voix parlée, ils ne dépassent jamais une demi-octave. D'autres fois, les sons se suivent et montent ou descendent par gradation insensible, comme on le voit dans le hurlement, dans les divers cris. Enfin, les sons peuvent se succéder à des intervalles de hauteur réglés par les notions musicales.

L'échelle de sons que l'homme peut parcourir est très-étendue ; certaines basses profondes ont donné le fa_1 de 85 vibrations à la seconde, et certaines voix de femme ou d'enfant peuvent monter jusqu'au fa_5 de 2,730 vibrations environ. Les limites ordinaires de la voix humaine sont comprises entre fa_1 et ut_5, ce qui fait trois octaves et demie. Dans cet intervalle, chaque homme dispose d'environ deux octaves ; par l'exercice, on peut gagner deux octaves et demie à trois octaves.

Suivant la partie de l'échelle des sons dans laquelle se meut la voix du chanteur, elle est dite voix de basse-taille, de baryton, de ténor. Les voix de femme sont le contralto, l'alto, le soprano. Ces voix sont comprises, la basse entre fa_1 et $ré_3$ (170 à 570 vibrations) ; le baryton entre la_1 et fa_3 (213 à 682 vibrations) ; le ténor entre ut_2 et la_3 (256 — 853

vibr.); le contralto entre mi_2 et ut_4 (320 et 1,024);
l'alto entre sol_2 et mi_4 (384 et 1,280); le soprano entre si_2 et sol_4 (480 à 1,536).

La voix des femmes et des enfants est beaucoup
plus aiguë que celle de l'homme adulte. Cela tient
à la moindre largeur des cordes vocales. Les eunuques, dont le larynx ne se développe pas à la puberté, conservent une voix très-aiguë.

C'est ici que se placent la question des registres et
leur explication physique. D'après Garcia, « par le
mot registre on doit entendre une série de sons
consécutifs et homogènes, allant du grave à l'aigu,
produits par le développement du même principe
mécanique et dont la nature diffère essentiellement
d'une autre série de sons également consécutifs et
homogènes produits par un autre principe mécanique. »

Lorsqu'on chante en donnant des sons de plus
en plus élevés, il arrive un moment où l'on est
forcé de s'arrêter; si l'on veut aller plus loin, la
voix change subitement de timbre, elle est moins
pleine, moins volumineuse, et acquiert une certaine acuité qu'elle conserve dans la suite des sons
émis. Les sensations particulières qu'on éprouve
dans l'exécution de ces deux modes de chant ont
fait depuis longtemps distinguer un registre de poitrine et un registre de tête. Ces expressions ne signifient rien au point de vue physiologique. Depuis
longtemps, on a cherché à connaître la façon dont
se produisent les deux registres; nous verrons à

l'Historique les opinions diverses émises à ce sujet ;
nous suivrons ici les descriptions de M. Mandl, qui
s'accordent du reste parfaitement avec le petit
nombre d'observations que nous avons pu faire à
ce sujet.

1° Si l'on examine au laryngoscope un homme
émettant une note grave du registre inférieur, on
voit la glotte béante dans toute son étendue ; elle a
la forme d'une ellipse très-allongée dont la plus
grande largeur est au milieu de la portion interligamenteuse. Les sommets des apophyses vocales ne
font pas saillie ; à mesure que l'on s'élève dans l'é-
chelle des sons, les lèvres se rapprochent, les sommets des apophyses vocales sont de plus en plus
saillants et la glotte est divisée en deux parties.

Dans les sons les plus aigus du registre inférieur,
la glotte est presque linéaire, mais jamais elle n'est
complétement fermée. La fermeture progressive de
la glotte interligamenteuse est due au relâchement
du crico-aryténoïdien postérieur et à la contraction
des crico-aryténoïdiens latéraux, et des thyro-ary-
tènoïdiens externes ; cette contraction ne peut pas
arriver à mettre en contact les aryténoïdes, elle
rapproche seulement leurs apophyses vocales au
point de les faire presque se toucher. Quand elles
sont arrivées ou contact, le registre de poitrine est
terminé, l'action des muscles constricteurs de la
glotte est épuisée. C'est cette tension extrême des
muscles qui explique la fatigue qui accompagne les
notes élevées de la voix de poitrine.

Pendant que la voix monte, l'action du crico-
thyroïdien tend progressivement la corde vocale
en la rendant plus mince, tandis que le thyro-
aryténoïdien, se contractant de plus en plus forte-
ment, augmente la saillie des replis inférieurs et
leur épaisseur. Les cartilages aryténoïdes se rapprochent; les replis supérieurs se tendent à mesure
que le ton s'élève et recouvrent plus complétement
les replis inférieurs ; l'entrée des ventricules se rétrécit. On aperçoit des vibrations dans toute l'étendue de la glotte, elles atteignent leur maximum
d'amplitude au milieu de la portion ligamenteuse.
Le registre de poitrine comprend donc des sons
produits lorsque la glotte est ouverte dans toute
sa longueur et dont la hauteur est déterminée par
la tension de la corde vocale.

2° Quand les constricteurs de la glotte ont atteint
leur limite de contraction, un muscle entre en activité ; c'est l'ary-aryténoïdien ; il rapproche jusqu'au contact les cartilages aryténoïdes et supprime
ainsi la portion postérieure de la glotte ; l'étendue
de la partie vibrante se trouve donc subitement
diminuée ; le son produit s'élève naturellement, et
il faut pour produire des sons de plus en plus élevés
une moindre contraction des muscles tenseurs des
cordes vocales, que quand les bords de la glotte
vibrent dans toute leur étendue ; c'est ce qui explique la moindre fatigue qu'on éprouve à chanter
les notes élevées en voix de tête qu'en voix de poitrine. Quand on examine le larynx pendant l'émis-

sion de la voix de fausset, on voit que la glotte est
ouverte seulement dans sa portion interligamenteuse; son ouverture est elliptique, et son diamètre
transversal est plus large que dans les sons aigus
du registre inférieur. Il y a donc une contraction
moins grande des muscles constricteurs de la glotte.
La tension, l'allongement et l'épaississement des
cordes vocales s'opèrent comme dans le registre
inférieur.

Dans le registre de tête, on n'aperço plus l'entrée des ventricules; c'est que les replis supérieurs
s'appliquent sur les inférieurs et en recouvrent une
partie de plus en plus grande. Les vibrations semblent plus rapides que dans le registre supérieur;
elles occupent d'abord toute l'étendue de l'orifice
glottique, mais, à mesure que les replis supérieurs
s'appliquent sur les inférieurs, ils diminuent l'étendue de la partie vibrante, et les cordes vocales
finissent par ne plus vibrer que dans leur milieu.
L'épiglotte est redressée et les replis aryténo-épiglottiques très-tendus.

De ces observations il résulte que la voix dite
de tête ou de fausset est produite par les vibrations
des lèvres vocales dans la partie interligamenteuse
seulement, et que l'élévation progressive du son
s'explique à la fois par la tension de la corde vocale et par l'action des replis supérieurs qui, rédui-
sant l'étendue de la partie vibrante, agissent comme
la rasette des anches des tuyaux d'orgue.

Certains sons peuvent être donnés en voix de

poitrine et en voix de tête; on a appelé ces sons *voix mixte*. Il est évident que cette expression ne signifie rien, car, si l'on dit à quelqu'un de donner une note eh voix mixte, il faudra bien qu'il choisisse entre le registre inférieur et le supérieur. On doit appeler voix mixte les notes élevées du registre de poitrine, données avec une force médiocre et avec un timbre particulier dû à des modifications du tuyau buccal qui se rapproche du timbre de la voix de fausset.

3° Comme la plupart des sons, le son laryngé est composé d'une note fondamentale et d'un certain nombre d'harmoniques et de bruits accompagnateurs. Mais on ne peut l'analyser au point de vue du timbre, car il est trop profondément modifié par la résonnance des cavités supérieures à la glotte. Cependant, nous devons dire ici que dans les voix il y a deux espèces de timbre : le timbre clair et le timbre sombre. Dans le timbre clair, le larynx est élevé, le tuyau sonore plus court, le porte-vent plus long, la bouche ouverte largement; ce timbre a plus d'éclat, de brillant. Exagéré, il rend la voix criarde.

Dans le timbre sombre, le larynx est abaissé, le tuyau sonore plus long, le porte-vent plus court, l'ouverture de la bouche rétrécie. Le timbre sombre a moins d'éclat, plus de force et de rondeur. Exagéré, il couvre les sons, les étouffe, rend la voix rauque.

CHAPITRE IV

LA VOIX ARTICULÉE ET LA PAROLE

Nous avons étudié les sons glottiques; ils ne forment pas seuls la voix; ils se combinent à des sons produits dans la cavité thoracique, dans la trachée et surtout dans le pharynx, dans la bouche et les fosses nasales, pour former la voix inarticulée ou articulée.

1° Les sons donnés par la cavité thoracique et par la trachée n'ont qu'une influence peu considérable sur la voix. On les entend dans l'auscultation, et on peut les faire naître par la percussion. Leur étude au point de vue de la phonation n'a pas été faite d'une façon suffisante.

2° Les sons produits dans le pharynx, dans la bouche, dans les fosses nasales, ont une importance beaucoup plus grande. On les fait naître indépendamment du son glottique, lorsqu'on fait passer dans les cavités sus-laryngiennes un courant d'air assez peu intense pour ne pas mettre les cordes vocales en mouvement. On entend alors une sorte de murmure qui constitue la voix aphone; s'il s'y mêle un certain bruit de frottement de l'air dans la glotte, on a la voix chuchotée. Cette voix particulière, n'ayant pas besoin d'un courant d'air rapide, naît presque aussi facilement dans l'inspiration que dans l'expiration.

Plusieurs expériences montrent la production du son pharyngé indépendante du son glottique. D'après Kœnig, si on présente à l'orifice de la bouche le porte-vent d'une soufflerie percé d'une fente très-étroite, en retenant sa respiration, on détermine une disposition particulière de la cavité buccale, dans laquelle l'air insufflé donnera formation à un son propre. Helmoltz fait vibrer devant la bouche disposée d'une certaine façon une série de diapasons de hauteurs variées. Lorsque le son d'un diapason correspond à la forme de la cavité buccale, ce son sera renforcé. Tous les sons ainsi produits sont des voyelles.

Lorsque le courant d'air qui produit les sons pharyngés rencontre quelque obstacle, il y a production d'un bruit accompagnateur qu'on appelle consonne. Un courant d'air quelconque peut produire une consonne, mais, comme il fait vibrer en même temps la masse d'air renfermée dans la cavité buccale, il y a formation d'une voyelle, on ne peut donc entendre les consonnes indépendamment des voyelles. Si les hommes se parlaient toujours de très-près, ils pourraient à la rigueur se contenter de la voix aphone; mais ordinairement on ajoute à cette voix le son laryngé; ce dernier retentit dans les cavités pharyngienne et buccale, en fait vibrer les parois, ce qui le renforce, et en même temps il subit toutes les modifications propres à la voix aphone ; il devient la voix proprement dite. Si, sous l'influence de la volonté, l'émission des sons purs constituant les voyelles est interrompue d'une façon déterminée par les bruits accompagnateurs qu'on appelle consonnes, la voix sera articulée ; elle deviendra la parole.

1° Quand on cherche à se rendre compte de la formation et de la nature des voyelles, on s'aperçoit facilement qu'elles ne doivent différer que par le timbre, car nous pouvons toujours distinguer deux voyelles, même quand elles ont la même hauteur et la même intensité. De plus, les expériences de Kœnig et de Helmholtz ayant montré que la production des voyelles est indépendante du son glottique, ce dernier, en devenant voyelle, ne pourra que changer de timbre par un effet de résonnance dans la cavité pharyngo-buccale ; quand une caisse de résonnance modifie le timbre d'un son, il peut arriver qu'elle renforce ce son lui-même et quelques-uns de ses harmoniques ; d'autres fois, elle ne peut renforcer qu'un ou plusieurs harmoniques, parce que le son considéré est trop grave pour qu'elle puisse vibrer en concordance avec lui.

Dans ce dernier cas, le son qu'on entendra contiendra quelques harmoniques particulièrement renforcés par la résonnance ; il acquerra un timbre spécial. C'est ce qui arrive pour les voyelles ; le son

4

glottique par lui-même n'est pas voyelle, mais, en
passant dans la cavité bucco-pharyngienne qui
prend des configurations différentes, il a un ou
plusieurs de ses harmoniques renforcés suivant la
disposition des parties; les divers timbres produits
caractérisent les voyelles, et chaque voyelle pourra
être distinguée par un ou plusieurs harmoniques
du son fondamental qu'elle contiendra plus développés. Il est facile de mettre ces faits en évidence.
Helmholtz dit : « Un piano dont on a enlevé tout
le système d'étouffoirs ne répond pas seulement
par des sons de même hauteur que ceux qu'il produit à côté de lui ; si vous chantez la voyelle A sur
une note quelconque du piano, le piano répond
très-distinctement A ; si vous chantez E, o ou u, les
cordes répondent exactement E, o, u. Il suffit pour
cela de produire bien exactement la note que vous
voulez chanter. Mais le son de la voyelle que
répond le piano ne peut se produire que par ce fait
que les cordes intérieures qui correspondent aux
harmoniques de la voyelle vibrent en même temps.
Si vous laissez reposer l'étouffoir sur ces cordes,
l'expérience ne réussit pas. »

D'après ce qui précède, il devrait y avoir autant
de voyelles qu'il y a de combinaisons possibles
entre les harmoniques d'une note quelconque, et la
mobilité des parois du tuyau vocal est telle qu'il
est capable de prendre des formes assez variées
pour renforcer un très-grand nombre d'harmoniques.

Cependant il n'y a qu'un nombre restreint de voyelles qu'on retrouve dans toutes les langues à quelques variations près.

Il faut donc chercher la cause de l'émission de telle ou telle voyelle. Dans la formation des voyelles, il existe un élément dont nous n'avons pas encore tenu compte.

Nous avons vu, dans l'expérience d'Helmholtz, que les sons d'un diapason sont renforcés quand on le présente à la cavité buccale appropriée de façon à produire une voyelle déterminée.

Comme le son du diapason est fixe, il s'ensuit qu'à chaque voyelle correspond un son particulier. D'après Helmholtz, la voyelle ou est caractérisée par la note fa_2; o par si_3^b; A par si_4^b; les autres voyelles ont deux notes correspondantes, savoir; AI, $ré_4$ et sol_5; E, fa_3 et si_5^b; I, fa_2 et $ré_6$; EU, fa_3 et ut_5; U, fa_2 et sol_5. Ces notes s'appellent les caractéristiques des voyelles. M. Jamain les appelle vocables. Elles sont indépendantes de la hauteur du son et de la personne qui les émet. Une remarque importante à faire, c'est que les notes caractéristiques déterminées par Helmholtz s'appliquent à des voyelles prononcées avec l'accent allemand. Il est probable que, dans d'autres langues, elles changeraient un peu, mais cela n'enlève rien à la généralité de ces considérations.

Les notes buccales caractéristiques des voyelles sont par elles-mêmes sourdes; mais quand elles répondent à un harmonique quelconque du son glottique, elles le renforcent, et le mélange du son glottique avec son harmonique renforcé constitue la voyelle parlée.

L'expérience prouve qu'il n'est pas nécessaire que le son propre de la cavité buccale coïncide avec un harmonique, il suffit qu'il en soit voisin. Quand cette coïncidence n'a pas lieu, le son glottique n'est pas renforcé, mais il n'est pas annulé à cause du peu d'intensité du son pharyngo-buccal; son timbre est seulement modifié.

Quand la tonalité du son glottique varie, l'harmonique auquel correspond le son buccal change de numéro d'ordre, et la voyelle change de timbre. La vocable de l'A étant par exemple $si \flat_4$, si le son glottique est $si \flat_3$, c'est son octave qui est renforcée; le larynx donne-t-il $mi \flat_2$, l'harmonique renforcé est le douzième. D'après Helmholtz, les voyelles qui conviennent à une note donnée sont d'abord celles dont la caractéristique est un peu plus élevée que la note considérée, et ensuite celles dont la caractéristique est l'octave ou la douzième de la même note. On explique ainsi pourquoi la plupart des chanteurs, arrivés aux limites de la voix, changent les voyelles les unes dans les autres; dans les sons les plus bas, au lieu de A, ils disent o ou ou, et dans les notes élevées, l'E devient I. On peut vérifier de plusieurs façons les considérations précédentes sur la constitution des voyelles:

On dispose une série de résonnateurs donnant une note fondamentale et ses harmoniques, et on les fait communiquer au moyen de tubes en caoutchouc avec des capsules manométriques de Kœnig ; un miroir tournant donne une image continue des flammes correspondantes à chaque résonnateur. Si l'on prononce distinctement la voyelle A sur le ton de ut_2, et qu'on examine les traînées lumineuses des flammes dans le miroir tournant, on en voit deux qui sont tremblées, ce sont l'ut_2, c'est-à-dire la note elle-même, et si^b_4, la vocable qui caractérise A. Si sans changer la hauteur du son, on prononce O, ut_2 continue à vibrer et si^b_4 s'arrête, mais si^b_3, caractéristique de O, entre en vibration. Si l'on change la hauteur du son en donnant successivement les voyelles A et O, leurs vocables si^b_4 et si^b_3 continuent à être ébranlées.

Construisons des diapasons qui émettent les vocables des voyelles ; faisons vibrer le diapason si^b_3 devant la bouche disposée pour produire la voyelle O ; le son du diapason sera renforcé, et on entendra O, si on dispose le timbre pour produire A, il n'y aura pas de renforcement. Remplaçons la bouche par des résonnateurs différents ; celui qui sera à l'unisson de si^b_3 fera entendre la voyelle O, on la produira également en soufflant dans le résonnateur.

M. Willis a construit des tuyaux capables de rendre les sons des différentes vocables des voyelles, et les met en vibration au moyen d'une anche. Le son de la vocable s'ajoute à celui de l'anche et donne une voyelle. M. Helmholtz, après avoir fait

l'analyse du timbre des voyelles, a fait leur syn-
thèse. Son appareil se compose d'une série de diapasons, dont les branches sont placées entre des
électro-aimants. Les diapasons peuvent être mis en
vibration au moyen d'un interrupteur convenable-
ment disposé. Devant les diapasons sont placés des
résonnateurs qu'on ouvre ou qu'on ferme plus ou
moins et qui renforcent autant qu'on veut les sons
émis. En les combinant deux à deux, trois à trois,
et par l'addition de vocables convenables, on par-
vient à reproduire les voyelles. La reproduction
n'est malheureusement pas absolument parfaite ;
ce qui vient sans doute de ce qu'on ne connaît pas
encore toutes les notes caractéristiques qui correspondent à une voyelle donnée.

Jusqu'ici nous n'avons parlé que de l'influence
des harmoniques sur la production des voyelles ; il
est encore un élément de timbre sur lequel Donders
a appelé particulièrement l'attention, je veux parler
des bruits accompagnateurs ; la science n'est pas
fixée sur leur importance ; leur existence est cependant facile à constater.

Il nous resterait à faire connaître les changements de forme de la cavité buccale qui correspondent aux diverses voyelles ; mais cette étude ne nous
apprendrait rien de nouveau au point de vue pure-
ment physique. Nous dirons seulement que le point
de départ de la formation des voyelles paraît être
l'E muet. Le murmure expiratoire suffit pour le
produire quand la cavité buccale se trouve dans

une sorte de position d'équilibre dont elle peut sortir pour donner les autres voyelles.

Pour produire ces autres voyelles, tantôt la langue soulevée à sa partie moyenne partage en deux la cavité buccale, tantôt elle s'applique sur le plancher de la bouche et la laisse béante dans toute son étendue. D'après M. Helmholtz, cette dernière disposition correspond aux voyelles qui n'ont qu'une caractéristique, et la première aux voyelles qui ont deux vocables; dans ce cas il compare la bouche à une bouteille à goulot très-grand qui aurait un son propre pour la panse, et un pour le goulot. Ordinairement, pendant la production des voyelles, le voile du palais est plus ou moins relevé et empêche le pharynx de communiquer avec les fosses nasales. Quand cette communication a lieu, les voyelles prennent un timbre particulier qui leur fait donner le nom de voyelles nasales.

Les consonnes sont des bruits produits par le choc du courant d'air contre certains obstacles qui peuvent se trouver sur son parcours.

Ces obstacles se rencontrent plus spécialement dans trois régions qu'on appelle régions d'articulation; elles sont placées : 1° au niveau du voile du palais où se produisent les consonnes gutturales; 2° au niveau de l'arcade dentaire supérieure et de la partie antérieure de la voûte palatine et de la langue (consonnes linguales); 3° au niveau de l'orifice labial (consonnes labiales). Il ne faut pas attacher trop d'importance à cette classification, car en réalité, tous les points du tuyau vocal peuvent donner lieu à la formation de consonnes. Elles se produisent par divers procédés : 1° le tube additionnel est simplement rétréci, et le son se produit tant que dure le courant d'air; on obtient ainsi les consonnes continues; 2° il y a une occlusion complète et momentanée de la région d'articulation, la consonne est explosive; 3° la région d'articulation vibre et donne un son tremblé; ce sont les consonnes vibrantes; 3° le voile du palais s'abaisse et le son prend le timbre spécial qui caractérise les consonnes nasales.

Nous n'étudierons pas le mode de formation de chaque consonne en particulier.

Lorsque nous émettons une voyelle, nous pouvons à volonté placer sur le passage du courant d'air expiré un obstacle produisant des bruits de consonne. Le son composé ainsi obtenu constitue une syllabe. Pour les besoins de l'écriture, nous séparons les consonnes des voyelles, mais, dans la réalité, la syllabe est un son instantané et unique au point de vue de son émission. Les syllabes isolées ou réunies forment les mots par lesquels les hommes représentent les idées. L'emploi que l'on fait de la voix articulée pour exprimer les pensées et les sentiments constitue le langage. Ici s'arrête le domaine de la physique.

CHAPITRE V

HISTORIQUE.

Nous allons rapidement résumer l'historique de la phonation. Chez les anciens, nous ne trouvons guère de notions précises sur ce sujet avant Galien. Cet auteur a, le premier, comparé l'organe de la voix à un instrument à anche; il a bien indiqué que le thorax fait fonction de soufflet, les lèvres vocales de partie sonore et le pharynx de tuyau de renforcement.

Fabrice d'Aquapendente pense que l'organe vocal agit à la façon des tuyaux à bouche.

Dodart (1700) n'a pas toujours été conséquent dans ses idées sur le mécanisme de la phonation ; après avoir dit que le ton de la voix dépend de la tension des cordes vocales, après avoir comparé l'action du courant d'air d'expiration à celle du vent qui fait vibrer un carreau de papier mal collé sur son châssis (théorie du châssis bruyant), il parle plus loin de l'influence de la vitesse et de la pression de l'air sur le ton.

Ferrein (1740) compare les cordes vocales aux cordes d'un violon, et fait parfaitement remarquer

que le son glottique est dû aux vibrations des lèvres vocales et que la hauteur dépend de la rapidité
de ces vibrations. C'est Ferrein qui, le premier,
eut l'idée de faire rendre des sons au larynx d'un
cadavre.

Liscovius (1814) voit dans les variations de la
glotte la cause de la production de tous les tons;
d'après lui, les cordes vocales sont relâchées dans
la voix de poitrine, tendues dans la voix de fausset.

Magendie a le premier constaté directement, par
des expériences sur les animaux, les vibrations des
cordes vocales.

Savart (1825) émet une théorie nouvelle. Pour
lui, le larynx fonctionne comme un appeau d'oise-
leur; cette supposition est démontrée fausse par
l'étude attentive des faits.

Malgaigne (1831) compare la glotte à une anche
double, flexible, analogue à ce petit instrument
qu'on appelle une pratique; pour lui, la voix de
tête provient de ce que, le voile du palais étant
abaissé, le son retentit dans les fosses nasales.

Bennati (1832) enlève la production des sons de
fausset à la glotte, et les croit produits par l'action
de l'os hyoïde, de la langue et du voile du palais;
il les appelle sons sus-laryngiens.

Cagnard-Latour (1836) a le premier l'idée de
construire des anches membraneuses pour imiter
la glotte; pour lui, la voix de fausset est produite
par les vibrations simultanées des cordes vocales
inférieures et supérieures.

Muller (1838) a fait de très nombreuses expériences sur le larynx du cadavre et sur le larynx artificiel. C'est à lui surtout qu'on doit la preuve expérimentale que les cordes vocales sont des anches.

Longet (1841) détermine expérimentalement le rôle des muscles du larynx. Il adopte la théorie de l'appeau.

Diday et Pétrequin (1844) pensent que la voix de poitrine est produite par des vibrations des cordes vocales et que, dans la voix de tête, les cordes étant devenues immobiles, l'air devient le corps sonore comme dans une flûte.

Garcia (1840) fut le premier qui appliqua le miroir laryngien à l'étude des mouvements du larynx pendant la phonation. Il regarde le son comme engendré uniquement au niveau de la glotte. Il est dû aux vibrations de l'air dont le courant est interrompu à intervalles réglés par le rapprochement des cordes vocales. Quand on produit des sons de plus en plus élevés, la glotte se ferme d'arrière en avant, et d'autant plus que le son est plus aigu. Dans la voix de poitrine, l'affrontement des lèvres de la glotte se fait par toute leur épaisseur; dans la voix de tête, il n'a lieu que par les bords

Bataille (1861) admet aussi que, des sons graves aux sons aigus, la glotte se rétrécit d'arrière en avant. Le registre inférieur tient à ce que les arytée noïdes se touchent par le tiers inférieur de leurs faces internes; dans le registre de fausset, ils se

touchent surtout par les deux tiers supérieurs, et
la partie sous-glottique de la corde vocale cesse de
vibrer.

Moura-Bourouillou (1861) attribue aux gouttières latérales du larynx de l'influence sur la gra-
vité de la voix. Ces gouttières, faisant partie du
tuyau de renforcement, ne peuvent pas influer sur
la tonalité du son.

Fournié (1866) construit un larynx artificiel
d'un maniement commode; d'après lui, la tension
des ligaments et l'occlusion graduelle de l'ouverture font monter le son, mais que l'une et l'autre
isolées ont peu d'action. Il émet cette opinion que
la muqueuse des cordes vocales entre seule en vibration. Il admet que la glotte se ferme d'arrière
en avant à mesure que la voix monte. Quand les
muscles constricteurs de la glotte ont épuisé leur
action, le registre de poitrine est terminé; alors
interviennent les muscles extrinsèques qui rapprochent les deux lames du thyroïde, diminuent le
diamètre transversal du larynx et, par conséquent,
celui de la glotte. Cette compression du thyroïde
est complétement hypothétique.

Helmoltz croit le son glottique produit par la
vibration de l'air. C'est aux nombreux et remar-
quables travaux de cet auteur que nous devons
presque toutes les notions que nous possédons ac-
tuellement sur le mécanisme de la production des
voyelles, des consonnes, sur le timbre, etc.

Mandl (1872) est aussi partisan des vibrations

de l'air à travers la glotte. Nous lui avons em-
prunté la description des modifications du larynx
dans l'émission des différents sons, et son explication des deux registres. — Ses opinions ont, du
reste, été adoptées dans le récent traité de M. Beaunis (1875).

INDEX BIBLIOGRAPHIQUE.

———

ARISTOTE. — De sono et auditu. T. II (1619).

GALIEN. — OEuvres complètes. Edition Chartier ; t. IV (1639-1679).

ORIBAZE. — OEuvres. Edition Daremberg ; t. III. Paris, 1858.

DODART. — Sur les causes de la voix de l'homme et de ses différents tons, in Mém. de l'Ac. des Sc. de Paris (1700-1706-1707).

AMMAN. — Surdus loquens seu dissertatio de loquela. Amsterd., 1702.

FERREIN. — De la formation de la voix de l'homme, in Mém. de l'Ac. des Sc. de Paris (1741).

R.-A. VOGEL. — De larynge et vocis formatione. Erfurth, 1747.

VICQ-D'AZYR. — Sur la voix de l'homme, in Mém. de l'Ac. des Sc., 1779.

HELWAAG. — Dissertatio de formatione loquelæ. Tubingen, 1784.

W. VON KEMPELEN. — Mechanismus der menschlichen Sprache, etc. Wien, 1791.

M.-F. RAMPONT. — De la voix et de la parole. Thèse de Paris, 1803.

DUPUYTREN. — Larynx des eunuques. Mém. Soc. philom., 1803.

G. CUVIER. — Organes de la voix, in Anatomie comparée, t. IV, 1805.

DUTROCHET. — Essai sur une nouvelle théorie de la voix. Thèse de Paris, 1806.

CHLADNÏ. — Traité d'acoustique. Paris, 1809.

ROMER. — The physiology of the human voice. London, 1815.

J.-C. FRICH. — De theorice vocis dissertatio. Berlin, 1819.

J.-B. Brot. — Cours de physique expérimentale. Paris, 1823.

F. Savart. — Mémoire sur la voix humaine. Ann. de Ch. et de Ph. XXX. 1825.

Mayer. — Ueber die menschliche Stimme, in Mechel's Arch. fur Anat., 1826.

Savart et Deleau. — Mémoire sur la voix, présenté à l'Académie des Sciences. 1829.

Malgaigne. — Nouvelle théorie de la voix humaine. Arch. gén. de méd., 1830.

Brun-Séchaud. — Propositions physiques, anatomiques et physiologiques sur la voix et son mécanisme. Thèse de Paris, 1831.

Rennati. — Recherches sur le mécanisme de la voix humaine. Paris, 1832.

Gerdy. — Note sur la voix dans le Bulletin de Férussac, t. VII, 1830 et article : Voix dans sa physiologie didactique et critique, t. I Paris, 1832.

Colombat (de l'Isère). — Traité des maladies des organes de la voix, ou Recherches théoriques et pratiques sur la physiologie, la pathologie, la thérapeutique et l'hyg. de l'appareil vocal. Paris, 1834.

J. Bishop. — An experimental inquiry into the cause of the grave and acute tones of the human voice. Philosoph. transact. 1835.

Lehfeld. — Normula de vocis formatione dissert. Berlin, 1835.

Vallès. — Du rôle des fosses nasales dans l'acte de la phonation. Arch. génér. de méd. ; 2e série, t. VIII (1835).

J. Bishop. — Experimental researches into the physiology of the human voice. Philosoph. transac., 1836.

Wiedemann. — De voce humana atque de ignota hucusque cantus modulatione quædam dissert. Dorpat, 1836.

Cagnard-Latour. — Sur la pression à laquelle l'air contenu dans la trachée se trouve soumis pendant l'acte de la phonation. Comptes-rendus de l'Ac. des Sc., t. IV, 1837.

J. Muller. — Traité de physiologie. Ch. Voix et Parole, 1838. Traduction française, 1851.

Achermann. — Essai sur l'analyse physique des langues. Paris, 1838.

Haser. — Menschliche stimme, etc. Berlin, 1839.

F. Despiney. — Physiologie de la voix et du chant. Paris, 1841.

DIDAY et PÉTREQUIN. — Sur le mécanisme de la voix de fausset, in Gaz. méd. de Paris, 1844.

BOURGUET. — Nouvelles considérations sur la bronchotomie et sur quelques points de la phonation. Thèse de Montpellier, 1844.

LISTRORVIUS. —Physiologie der menschlichen stimme. Leipsig, 1846.

BLONDEL. — Du mécanisme de la voix humaine. Gazette méd., no 37, 1846.

MAN. GARCIA. — Mémoire sur la voix humaine. Paris, 1847.

L.-A. SEGOND. — Sur la parole, sur les mouvements du larynx, sur les modifications du timbre de la voix humaine, etc. In Arch. gén. de méd., 1848 et 1849.

HARLEN. — Article : VOIX (stimme) dans Handwoerterbuch des Physiologie de Wagner, 1852.

C. MAYER. — Des organes de la voix chez l'homme et les mammifères, in nova acta Acad. Leop. Car., t. XX, 1852.

C. BRUCH. — Zur Physiologie der Sprache. Bâle, 1854.

MANDL. — De la fatigue de la voix dans ses rapports avec les modes de respiration. Gazette médicale, nos 16 et 18, 1855.

BRÜCKE. — Principes fondamentaux d'un système naturel de la parole. Wien, 1856.

BOURGUET. — Résultat de l'oblitération de la glotte chez l'homme au point de vue de l'acte de la parole. Gazette méd., no 9, 1856.

C.-L. MERCKEL. — Anatomie und Physiologie der Menschlichen stimme, etc. Leipsig, 1857.

CZERMAK. — Des voyelles pures et des voyelles nasales, in Mém. Acad. de Vienne, 1857.

DONDERS. — Ueber die Nature der vocale, in Arch. fur Hollandische Beitrage, etc. (1857).

GUILLET. — Mémoire sur la mesure des quantités d'air dépensées pour la production des sons de la voix. Comptes-rendus, 1857.

HELMHOLTZ. — Ueber die vocale, in Arch. sur Hollandischen, etc. 1857.

KUDELKA. — Sur le système vocal du docteur Brücke, in Mém. de l'Acad. de Vienne, 1857.

WHEATSTONE. — London and Westminster Rewew, octobre 1857.

BRÜCKE. — Réponse au mémoire du professeur Kudelka, in Mém. Acad. Vienne, 1858.

CZERMAK. — Recherches physiologiques fur le laryngoscope de Garcia. Même recueil, 1858.

C.-L. MERCKEL. — Sur quelques points contestés de la phonation dans Schmitd's Jahrbucher (1858).

SCHUT. — Mouvements du voile du palais dans la phonation et la déglutition, in Wiener medicinische Vochenschriff (1858).

A. MASSON. — Nouvelle théorie de la voix, dans Gazette hebdomadaire de méd. et de chir., 1858, et Ann. de ch. et de phys., 3e série, t. XLVIII.

HELMHOLTZ. — Sur les différents timbres des voyelles, dans les Mém. de l'Acad. de Bavière, nos 67, 68, 69; Munich, 1859; et Annales de Foggendorf, t. CVIII, 1859.

CZERMAK. — Du laryngoscope et de son emploi en physiologie et en médecine. Paris, 1860.

MOURA-BOUROUILLOU. — Cours complet de laryngoscopie, suivi des applications de laryngoscope à l'étude des phénomènes de la phonation et de la déglutition. Paris, 1861.

Ch. BATAILLE. — Nouvelles recherches sur la phonation. Paris, 1861.

L. TURCK. — Méthode pratique de laryngoscopie. Paris, 1861.

CZERMAK. — Remarques sur le mécanisme de la fermeture de la glotte (1861).

GARCIA. — Recherches sur la voix humaine. Comptes rendus, 1861.

E. SECTEN. — Doctrines anciennes et nouvelles sur le chant, Leipsig, 1861.

DINDERS. — Zur Klangfache der vocale, in Arch. sur die Hollandisch, III (1863).

G. PANAVANT. — Ueber die Verschliessung der Schlundes beim sprechen. Dissert. Francfurt, 1863.

BERKHOLTZ. — De laryngoscopia. Berlin, 1863.

TOBOLD. — Lehrbuck der laryngoscopie. Berlin, 1863.

SAPPEY. — Anatomie descriptive, t. III (1859-63).

KŒNIG. — Catalogue d'instruments d'acoustique. Paris, 1865.

E. FOURNIÉ. — Physiologie de la voix et de la parole. Paris, 1866.

LAUGEL. — La voix, l'oreille et la musique, d'après les travaux de Helmholtz, in Revue des Deux Mondes. Mai 1867.

MAX. MULLER. — Les sciences du langage, trad. franç. Paris, 1867.

RADAN. — L'acoustique et les phénomènes du son. Paris, 1867.

E. FOURNIÉ. — Physiologie et instruction du sourd-muet. Paris, 1868.

HELMHOLTZ. — Théorie physiologique de la musique, en français. Paris, 1868.

BÉCLARD. — Article : Larynx, in Dictionn. des sciences médicales. Paris, 1868.

EUSTACHE. — La voix, la parole et leurs organes. Thèse de Montpellier, 1869.

LONGET. — Traité de physiologie; 3e édition, t. II. Paris, 1869.

TYNDALL. — Le son; traduction de l'abbé Moigno. Paris, 1869.

DELESCHAMPS. — Etude physique des sons de la parole. Thèse de Paris, 1869.

RORSBACK. — Physiologie und Pathol. des menschlichen stimme, etc. Wartzbourg, 1869.

BÉCLARD. — Traité de physiologie. Paris, 1870.

R KŒNIG. — Comtes rendus de l'Acad. des sciences. Avril 1870.

L. MANDL. — Traité pratique des maladies du larynx et du pharynx. Paris, 1872.

H. BEAUNIS. — Nouveaux éléments de physiologie humaine. Paris, 1875.

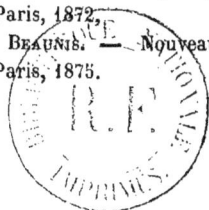

Paris. — Impr. Pillet fils aîné, rue des Grands-Augustins, 5.